Beber agua

Adquiere el hábito de hidratarte en sólo 9 días

Mónica Álvarez Álvarez

http://TuCoachingNutricional.com/

BEBER AGUA
Adquiere el hábito de hidratarte en sólo 9 días

BEBER AGUA
Adquiere el hábito de hidratarte en sólo 9 días

INDICE

BEBER AGUA
Adquiere el hábito de hidratarte en sólo 9 días

TESTIMONIOS

Resultados de la nueva rutina de tomar más agua: ¡¡una piel más tersa y suave y menos arruguitas en los ojos!! Cara más limpia sin enrojecimiento, mejor digestión... ¡Definitivamente seguiré tomando agua!

Chivi Ibarra (miembro de la comunidad Tu Coaching Nutricional)

A mí el tema del agua me ha venido muy bien. Ahora bebo sin problema los dos litros, de hecho tengo SED. Ahora no se me hinchan tanto las piernas y diría que la piel de la cara también lo ha notado. Eso sí, pierdo la cuenta de las veces que voy al baño.

Sonia Blasco (miembro de la comunidad Tu Coaching Nutricional)

A pesar de ser bien sabido que beber agua es importante no todos lo conseguimos en la justa medida. Para mi realmente es un hábito que tengo adquirido y que me aporta muchos beneficios. Mónica ha sabido plasmarlo de manera excelente en este ebook. Práctico, para adquirir un buen hábito y con la parte teórica con una lógica aplastante para no poder dejar a nuestro cerebro acomodarse ante tanta evidencia. Me ha gustado mucho la claridad y la facilidad de la puesta a punto en la adquisición del hábito. Genial.

Gema Martínez, Naturópata (SinfoniaNatural.com)

Sobre el agua. Me he dado cuenta de que he estado AÑOS en estado deshidratado casi sin beber agua en todo el día y sin sensación de sed. Hace tiempo me empecé a obligar a beber agua y he tenido resultados porque ahora ya he conseguido tener sed muchas veces a lo largo del día. Bebo muchísimo y cuanto más bebo, más sed tengo

Pilar Martínez Álvarez,
(MaternidadContinuum.com y
TuCoachingNutricional.com)

Mi relación con el agua ha sido de indiferencia durante toda mi vida: bebía cuando tenía sed y en ocasiones ni siquiera eso, ya que confundía la sensación de sed con hambre, y comía cuando mi cuerpo me estaba pidiendo agua. Hace poco tiempo que empecé a tomar conciencia de lo importante que es este líquido, de cómo influye en la salud la hidratación. Y en el libro de Mónica he confirmado todo lo que yo estaba experimentando y he descubierto la inspiración para establecer una relación respetuosa con el agua y con mi propio cuerpo, además de propuestas para cambiar mis hábitos y realmente respetarme y cuidarme. Muchas personas hemos vivido desconectadas de nuestras necesidades y este libro sobre el agua puede marcar la diferencia en la salud y una buena relación con nosotros mismos.

Mª Pilar Gómez San Miguel, directora de la web Crianza en Familia y Co-Directora del Programa Family&Food (CrianzaEnFamilia.com y FamilyAndFood.net)

BEBER AGUA
Adquiere el hábito de hidratarte en sólo 9 días

INTRODUCCIÓN

Llevamos una vida de prisas, de trabajos pendientes, de mil aventuras diarias por vivir.

Queremos cuidarnos, estar guapas, para los demás y para nosotras y buscamos la mejor manera de alimentarnos nosotras y a nuestras familias.

Alimentos ecológicos, cursos de cocina especializada, horas en la cocina para crear platos exquisitos. Comida sencilla, de cada día, ensaladas frescas ricas en nutrientes que hacen las delicias de toda la familia. Buscas alimentarte de la mejor manera posible porque quieres cuidar tu cuerpo, tu mente, tu espíritu.

Pero tal vez olvidaste tener en cuenta un ingrediente que si bien no es un "alimento" es fundamental en nuestra dieta y en nuestra vida:

El agua.

BEBER AGUA
Adquiere el hábito de hidratarte en sólo 9 días

DIA 1: UNA META CLARA

A partir de hoy tienes la tuya: beber más agua.

Si es así, déjame decirte que has tomado una excelente decisión y voy a pasar los próximos días explicándote por qué.

Además, te voy a ir proponiendo pequeñas rutinas que podrás ir añadiendo a tu día a día. Al finalizar este miniebook, si has leído e implementado cada capítulo, tendrás adquirido el hábito de hidratarte cada día como tú te mereces.

Es importante tener internalizado el hábito de ingerir líquidos. Vamos a ver por qué y cómo hacerlo.

Podemos pasar varios días sin comer pero no podemos pasar varios días sin beber agua.

BEBER AGUA
Adquiere el hábito de hidratarte en sólo 9 días

Agua fresca, en infusión, caldo de verdura o de carne, un zumo, un refresco, un batido de frutas... Todos tienen un denominador común: el agua que contienen.

Incluso los alimentos sólidos, en mayor o menor medida llevan en su composición una parte de "eso" que la nomenclatura química denomina "H_2O".

Dos moléculas de hidrógeno y una de oxígeno forman este elemento que aparece unido a la creación de la vida desde el principio de la misma en nuestro planeta.

La propia Tierra está cubierta por agua en dos terceras partes en su superficie (1).

Nacemos del agua, crecemos en un medio líquido (nuestro propio cuerpo), procreamos en la profundidad húmeda del útero y morimos cumpliendo el ciclo eterno de la Vida cuando el agua se evapora de nuestros cuerpos dejándole el polvo a la tierra.

BEBER AGUA
Adquiere el hábito de hidratarte en sólo 9 días

Comer es importante para el buen funcionamiento de nuestro cuerpo-mente-espíritu, pero beber, hidratarse, es fundamental.

Como iremos viendo en los próximos capítulos sin una correcta hidratación muchas funciones de nuestro cuerpo (tanto físicas como mentales) comenzarán a fallar de forma lenta pero inexorable, hasta sobrevenir la muerte en caso extremo de deshidratación.

Si estás buscando aumentar tu ingesta diaria de agua te felicito dos veces:

1. Por haber tomado esta decisión porque es lo mejor que puedes hacer por ti.
2. Porque este pequeño libro será el manual que te llevará directo a tu objetivo, poco a poco, en nueve etapas.

BEBER AGUA
Adquiere el hábito de hidratarte en sólo 9 días

Propuesta:

Hoy, primer día de este curso quiero que comiences a ser consciente del agua que bebes, de la que no bebes, de cómo te sientes en un caso o en otro.

Si estás leyendo este manual es porque tienes una meta: aumentar el consumo de agua en tu día a día.

Me gustaría que en los próximos días tomes conciencia de la importancia real de la decisión que has tomado. Que seas consciente (un poco al menos) de cómo te sientes ahora (física, mental, emocional, espiritualmente...) y cómo te vas sintiendo a medida que van pasando los días y vas introduciendo las pequeñas rutinas que te voy a proponer.

DIA 2. LA FUNCIÓN DEL AGUA EN EL CUERPO

El agua forma parte de nuestros cuerpos en 2/3 partes. Sin ella la gran mayoría de nuestras funciones corporales no se podrían dar.

No hablamos de una moda, ni tan siquiera de un modo de vida, hablamos de Salud.

La salud es algo fundamental en todos los seres vivos. Sin ella nos vemos tremendamente mermados porque nuestros sistemas se enfocan en recuperarla quedando en segundo, tercer… en último lugar otros objetivos corporales y mentales. Una correcta hidratación es un paso decisivo hacia un estado de salud óptimo.

En este capítulo vamos a enumerar algunas de las funciones que el agua cumple en nuestro cuerpo. Es importante concienciarnos de la gran importancia que tiene para nosotros, aunque la mayor parte del tiempo no nos demos cuenta de ello.

BEBER AGUA
Adquiere el hábito de hidratarte en sólo 9 días

Vamos a basar este listado en una página que nos ha gustado mucho por cómo ha resumido y enumerado las múltiples funciones del cuerpo (2). Puedes encontrar la referencia al final del texto en la sección de "Notas". Cito casi textualmente:

- El cerebro es 75% agua. Una deshidratación moderada puede causar dolor de cabeza y mareo.
- Se necesita agua para exhalar
- El agua regula la temperatura del cuerpo
- El agua transporta nutrientes y oxígeno a todas las células en el cuerpo
- La sangre es 92% agua
- El agua humedece el oxígeno para respirar
- El agua protege y amortigua órganos vitales
- El agua ayuda a convertir los alimentos en energía
- El agua ayuda al cuerpo a absorber los nutrientes
- El agua se deshace de los desperdicios
- Los huesos son 22% agua
- Los músculos son 75% agua

- El agua amortigua las articulaciones

Lo que hace el agua:

- El agua compone la mayoría de las células de nuestro cuerpo.
- El agua es la parte más grande de nuestros sistemas sanguíneo y linfático, transportando alimento y oxígeno a las células y desechando intrusos y desperdicios.
- El agua limpia nuestros riñones de sustancias tóxicas.
- El agua balancea nuestros electrolitos, que nos ayudan a controlar la presión sanguínea.
- El agua humedece nuestros ojos, boca y pasajes nasales.
- El agua mantiene al cuerpo fresco cuando hace calor y aislado cuando hace frío.
- El agua actúa como un amortiguador para los órganos del cuerpo.

- El agua provee de los minerales que nuestro cuerpo necesita tales como manganeso, magnesio, cobalto y cobre.

Beber agua suficiente puede...

Mejorar tu salud total y tu bienestar:

Porque el agua es importante en muchas funciones del cuerpo, tener suficiente agua en nuestro organismo es un factor clave para tener salud y mantenerse saludable.

- El agua ayuda a mantener el volumen de sangre, el cual ayuda a mantener tu energía.

- Una apropiada hidratación mejora tu concentración y tiempo de reacción, especialmente durante los ejercicios.

- El agua aumenta el número de calorías que quemas durante las actividades diarias.

- El agua diluye y dispersa las medicinas, permitiéndoles actuar más rápida y efectivamente.

- El agua evita el malestar estomacal causado por medicinas concentradas.

Ayudar a protegerse contra una gran variedad de enfermedades:

Algunos estudios citados por la Asociación Dietética Americana muestran vínculos entre un alto consumo de agua y la reducción del riesgo de padecer:

- resfriados
- cálculos en los riñones
- cáncer de mama
- cáncer de colon
- cáncer del tracto urinario

Mejorar tu apariencia.

El agua llega por último a la piel; si su cuerpo no obtiene suficiente agua, su piel sentirá los efectos más que cualquier otro órgano. El agua hidrata la piel, dejándola:

- más tersa
- más pulida
- más suave

- más libre de arrugas

Ayudar a perder peso.

Muchos de nosotros confundimos la sed con las punzadas de hambre, así que tendemos a comer bocadillos cuando realmente nuestros cuerpos están ¡sedientos! Así que mejor beba agua – le ayudará a sentirse satisfecho, aminorando su deseo de comer. Algunos estudios muestran que tomar suficiente agua puede:

- Darle más energía durante sus ejercicios.
- Incrementar las calorías que quema durante sus ejercicios.
- Ayuda a que su cuerpo reduzca los depósitos de grasa.

Increíble, ¿verdad? El agua tiene relación con prácticamente todas las funciones de nuestro cuerpo. Entrar en deshidratación supone comprometer seriamente tu salud y tu bienestar.

BEBER AGUA
Adquiere el hábito de hidratarte en sólo 9 días

Propuesta:

Vamos a comenzar a introducir el beber agua en nuestra vida.

Entiendo que hay muchas personas que apenas beben agua. Si es tu caso, no te preocupes, porque vamos a ir muy poco a poco. Si ya tienes costumbre de beber una cantidad determinada cada día, te invito a ir siguiéndonos en las propuestas que realicemos, al final del libro verás por qué.

Yo presento este trabajo en 9 días, pero si tú necesitas más tiempo para interiorizar cada etapa, eres libre de incrementar el tiempo que pase entre un capítulo y otro. Eres libre de adaptarlo a tu realidad y circunstancia concreta.

Ahora voy a proponerte la primera rutina.

A partir de hoy vas a beber un vaso de agua por las mañanas nada más levantarte. No te digo cuánto de lleno tiene que estar el vaso: lo que tu cuerpo acepte beber. Si lo llenas y no puedes bebértelo entero, lo que sobre, lo dejas para más tarde o lo tiras. Tú eliges la cantidad. El agua debería estar a temperatura ambiente, no muy fría, que te resulte agradable.

Te invito a realizar este gesto cada mañana. En los siguientes capítulos iremos introduciendo más rutinas.

DIA 3. EL AGUA EN NUESTRAS RUTINAS DIARIAS

El agua es sumamente importante en nuestra vida. Es por ello que vamos a dedicar unos días a hablar de ella y a trabajar el hábito de ingerir líquidos.

Nuestros cuerpos están formados por agua en 2/3 partes. El agua forma parte de nuestras células, de nuestra sangre, del espacio que hay entre nuestros órganos...

Las funciones que realiza nuestro cuerpo ocurren en medio líquido: digestión, absorción de nutrientes, reproducción (¿Sabías que algunos casos de subfertilidad pueden revertirse simplemente bebiendo más agua y líquidos?)...

El agua es muy importante dentro de la nutrición humana. Tenemos en el cerebro un detector de la cantidad de agua que es necesario ingerir para asegurarnos de mantener el porcentaje de líquido adecuado para que todas estas funciones puedan realizarse.

A este detector se le conoce comúnmente como "sed". Cuando la sed aparece decimos que tenemos ganas de beber. Con este acto restablecemos la cantidad de líquido en nuestro cuerpo.

Para ello podemos beber agua pura, infusiones, lácteos, caldos... No hay que olvidar que todos los alimentos frescos y cocinados llevan en mayor o menor medida una cantidad de líquido que también habría que tener en cuenta.

También hay alimentos que dan más o menos sed. Esto es porque pueden ser más o menos salados o porque contienen más o menos fibra:

- Si ingerimos alimentos con alto contenido en sal tendremos que beber más también para no alterar el equilibrio electrolítico del cuerpo (en el siguiente capítulo te explico esto).

- Si son más fibrosos tu cuerpo te pedirá beber agua precisamente para humedecer el bolo digestivo (el contenido total de lo que comes), porque los alimentos con fibra se "hinchan" en el estómago produciendo sensación de saciedad. Se hinchan precisamente porque absorben el agua contenida en el estómago. Esta fibra realiza numerosas funciones a lo largo del tracto digestivo (el "tubo" que comienza en la boca y termina en el ano, con diversos engrosamientos con funciones diferentes), una de ellas es aportar determinados nutrientes que precisan de agua para que nuestro "laboratorio biofísico interno" pueda trabajar con ellos (extraer, sintetizar, absorber...). Otra razón por la que se toma fibra es para reducir el estreñimiento, por lo que nuestros residuos orgánicos necesitarán estar bien bañados en líquido para realizar su recorrido intestinal hasta el momento de ser expulsados de nuestro cuerpo (no hace falta preguntar cuánto cuesta más expulsar, si unas heces secas o unas heces hidratadas convenientemente). Por eso la fibra necesita encontrar en el proceso digestivo líquido abundante para poder realizar su función.

No tengas miedo de beber agua si el cuerpo te lo pide. Tu cuerpo es muy sabio como habrás comprobado en más de una ocasión. Las personas que hemos sufrido una crianza conductista hemos vividos desde nuestro nacimiento con unos condicionamientos muy fuertes en relación a la comida que han ahogado nuestros instintos primarios más básicos en todos los sentidos.

Con la ingesta de líquidos sucede lo mismo. En este curso vamos a ir reanimando todo este instinto primordial que tenemos prácticamente muerto para que sea él quien nos guíe en nuestra alimentación.

La sabiduría está en nuestro interior. Sólo hemos de despertar a la diosa que todas tenemos dormida.

BEBER AGUA
Adquiere el hábito de hidratarte en sólo 9 días

Propuesta:

Ayer te propuse comenzar tu día bebiendo un vaso de agua. ¿Qué tal te ha ido? ¿Cómo te has sentido? ¿Te resulta sencillo? ¿Cuáles son tus dificultades en caso de tenerlas? ¿Qué es lo que ha podido cambiar a mejor?

Hoy te animo a que intentes darte cuenta de cuándo sientes sed y que bebas en consecuencia. Si no sientes sed en ningún momento, o tienes prácticamente que obligarte a beber agua, es que tu cuerpo funciona en modo "deshidratado" y que seguramente lleva mucho tiempo funcionando así. No te preocupes, vamos a ir poco a poco. No te fuerces a beber más agua de la que venías bebiendo habitualmente. Únicamente el vaso de agua matinal que introdujimos ayer.

Hoy te dejo que sigas familiarizándote con este hábito del vaso de agua al levantarte y mañana introduciremos otro vaso de agua en tu rutina diaria.

BEBER AGUA
Adquiere el hábito de hidratarte en sólo 9 días

DIA 4. CANTIDAD DE AGUA A INGERIR EN UN DIA

Se dice que hay que beber unos 2 litros de agua al día. Yo utilizo la kinesiología para testar cuánta agua necesita una persona al cabo de un día. Los hombres necesitan más agua que las mujeres y las mujeres embarazadas y lactantes necesitan más agua que las que no lo son. También dependiendo del tipo de trabajo o de si se hace ejercicio, si hace más o menos calor variarán nuestras necesidades de agua. En una mujer a lo largo del ciclo menstrual habrá también variación. En verano no es que bebamos más, es que nuestro cuerpo necesita más líquidos, porque el calor los evapora y hace falta reponerlos con más asiduidad.

Dicen que tan malo es el exceso como el quedarse cortos. Beber demasiada agua puede provocar un desarreglo en el equilibrio electrolítico del cuerpo. Lo ideal es quedarse en la justa medida.

El espacio que existe entre células aunque es ínfimo está formado también por líquido. Igualmente dentro de la célula hay líquido. Y hay un intercambio de información entre estos espacios dentro-fuera. Sin entrar en detalles técnicos este líquido lleva partículas de sodio, cloro, potasio, magnesio y otros minerales (las moléculas de sodio y cloro al juntarse formaría lo que conocemos como "sal") y estas partículas necesitan mantener un equilibrio que no es complicado de llevar pero que es importante porque en casos extremos de desequilibrio puede incluso provocar la muerte (3).

Si comemos alimentos ricos en sal subirá la cantidad de sodio y será necesario ingerir líquido para reequilibrar.

En casos graves de deshidratación debido a que se altera esta homeostasis puede sobrevenir un paro cardíaco. Sabemos que cuando hay tensión alta se receta una dieta hiposódica (baja en sales) precisamente para intentar reequilibrar.

Pero tan malo como la falta de agua puede ser el exceso porque también se ve alterado dicho equilibrio. Puede ser bueno tomar agua en abundancia porque ayuda a limpiar el cuerpo, pero si tomamos demasiada durante tiempo prolongado se sobrecargan los riñones y se altera toda la homeostasis del cuerpo. Este problema no suele ser tan habitual como el de la falta de agua, pero también habrá que tenerlo en cuenta.

Cuando hacemos dieta es más importante aún beber agua (o líquidos) porque restringimos muchos alimentos que comemos habitualmente. Sus calorías no nos vienen nada bien para el peso, pero sí nos sirve el agua que llevan. A lo mejor en vez de pollo en salsa comes pollo a la plancha. La salsa que no untas te evita grasas pero también pierdes la cantidad de líquido que habrías ingerido con ella.

Tal vez en circunstancias normales, comiendo mucho no bebes tanto líquido, pero los propios alimentos te hidratan. Si no comes y además no bebes, ¿de dónde va a sacar tu cuerpo el preciado líquido?

BEBER AGUA
Adquiere el hábito de hidratarte en sólo 9 días

Y te recuerdo que no tener sed no es sinónimo de no necesitar agua…

¿Y cuál es la justa medida? Aquélla que te pide el cuerpo… cuando tu instinto está sano y activo.

Es importante recuperar el instinto para no hacerle a nuestro cuerpo pasar ratos de sed innecesarios. Para ello hay que ir introduciendo poco a poco el hábito de beber agua y en ello estamos.

Recordamos que estamos bebiendo un vaso de agua en ayunas por las mañanas nada más levantarnos.

Propuesta:

Hoy te voy a animar a añadir otro vaso de agua a tus rutinas diarias. Lo beberás al mediodía o en el rato que te venga bien alrededor del momento central del día.

¿Cantidad? La que tú puedas ingerir, aunque te aconsejo que poco a poco vayas acostumbrándote a tomar el vaso completo.

BEBER AGUA
Adquiere el hábito de hidratarte en sólo 9 días

DIA 5. EL MECANISMO DE LA SED

He escuchado muchas veces "yo no bebo agua porque no tengo sed". Cuando alguien no tiene sed es porque ya está en estado de deshidratación y el mecanismo que avisa de ello dejó de funcionar hace tiempo a fuerza de no hacerle caso.

En nuestra cultura no tenemos costumbre de ingerir mucho líquido. Hay otras en las que es habitual tomar infusiones o tés. Las bebidas alcohólicas no sirven como lo que hemos llamado "líquido", pues el alcohol les da una característica peculiar que impiden que cumplan con su función hidratadora. Y porque el alcohol tiene tantos efectos contraproducentes en el cuerpo que no merece la pena "hidratarse" con alcohol.

Si habitualmente "no tienes" sed es porque ya estás en fase de deshidratación. Tal vez no mucha pues estás funcionando, pero sí la suficiente como para que este mecanismo se "duerma". Posiblemente pequeñas funciones del cuerpo llevan tiempo acusando esta falta de correcta hidratación, pero como pueden ser síntomas diversos (reacciones sistémicas) que no tienen relación unos con otros, ni siquiera les damos importancia y seguimos adelante. Pero con un cuerpo al 60, al 70 o al 80%, en lugar de al 100% como sería lo óptimo.

Yo te invito a observarte ahora que vamos introduciendo de nuevo el agua en tu vida, que te fijes qué tal te sienta, si notas cambios en ti, en tu sensación de bienestar...

No le damos mucha importancia, pero como te decía anteriormente, es tan importante que muchos problemas físicos pueden revertirse con una correcta hidratación del cuerpo. El cuerpo actúa de manera sistémica. Puedes tener determinadas molestias que aparentemente no tengan que ver con la hidratación, pero que mejoren mucho en cuanto aumentes la cantidad diaria de agua ingerida.

Tienes que tener en cuenta también que si estás haciendo dieta necesitarás aún más cantidad de agua, pues tu hígado y tus riñones están trabajando más para gestionar las toxinas que tu cuerpo libera y va a necesitar mucha agua para poder evacuarlas correctamente sin que resulten dañados estos órganos.

Ya que cuando hablamos de "limpiar toxinas" tenemos que tener en cuenta que éstas salen de nuestro cuerpo en medio acuático: sudor, orina... Así que si no tomamos agua suficiente, se quedarán retenidas.

Hay que tener en cuenta que con la dieta, al reducir grasa en el cuerpo se liberan toxinas acumuladas que es preciso eliminar, ya que podrían dañar (envenenar) el organismo al quedar acumuladas. Para removerlas es preciso aumentar el medio líquido en el que se mueven para que puedan ser transportadas al exterior por los medios habituales.

BEBER AGUA
Adquiere el hábito de hidratarte en sólo 9 días

No solamente ingerir, es muy importante también evacuar toda el agua que ingerimos. Si bebes más agua necesitarás orinar más a menudo, a no ser que sudes mucho. Si no aumenta la cantidad de líquido que evacúas, vete al médico porque algo no marcha bien.

Muchas veces no bebemos agua por no tener que ir a "hacer pis" tan continuamente. La verdad es que es muy molesto que te entren ganas en cualquier lugar, en cualquier momento, y más para las mujeres que tenemos un diseño físico un tanto "complicado" para estos menesteres.

Muchas mujeres sin darse cuenta ingieren menos líquidos para evitarse precisamente esta molestia: tener que ir a hacer pis.

Ya sea porque trabajas fuera de casa o porque es una hora que te pilla en la calle y no es probable que encuentres baños públicos o lugares con un mínimo de limpieza en los que poder evacuar; o porque, aun estando en casa o en el trabajo, retrasas el momento de ir al lavabo por no interrumpir la labor que estás realizando (o retrasas el beber agua). El caso es que o bien reduces la ingesta de líquidos o funcionas con la vejiga a punto de reventar continuamente hasta que no puedes más. Esto puede ser un problema si no se gestiona adecuadamente porque al final, la que sale perjudicada es la reserva hídrica de tu cuerpo, o sea, tú.

No podemos hacer nada para que pongan más baños públicos en la calle (o tal vez sí, todo es posible) pero a lo mejor sí que podemos hacernos un "plano" de aquellos lugares que sí podríamos utilizar en caso de necesitarlo. Recuerdo en mis embarazos, cuando estornudar podía suponer mojarme entera, que tenía interiorizado nuestro recorrido de paseo de la siguiente manera: "estación de tren, centro comercial, bar de una conocida, baño público, gasolinera, ambulatorio…" Sabía que a lo largo del paseo, podía recurrir a cualquiera de estos sitios para vaciar mi vejiga. Ya sé que suena como a chiste, pero es que realmente lo tenía que hacer así.

BEBER AGUA
Adquiere el hábito de hidratarte en sólo 9 días

A lo mejor no es necesario que seamos tan exageradas en nuestros paseos y recorridos por la ciudad. O a lo mejor sí, si queremos mantener nuestra hidratación en grado óptimo.

Es interesante en cualquier caso observarse y ver cómo nos sentimos en medio de un ataque se sed. Si somos capaces de beber agua, si lo retrasamos porque no nos viene bien o porque vamos a salir y no vamos a tener un lugar seguro para orinar...

Quiero que hagas el siguiente experimento: ponte conscientemente en un estado de deshidratación. Tiene que ser en un momento en el que tengas sed porque has realizado un ejercicio por ejemplo, retrasa el beber agua y obsérvate cómo te sientes. Cómo reaccionas a situaciones de estrés, con los niños por ejemplo, con lo cotidiano, si recurres a la comida cuando no puedes beber... No quiero que hagas de esto una tortura de un día entero, sólo prueba un rato y obsérvate a diferentes niveles, físico, mental, emocional... cómo influye en ti, en tus relaciones y en tus actos. Esto es para que veas la importancia de estar bien hidratada, no sólo por la parte física sino, porque nos afecta a todos los niveles.

Te voy a contar lo que me ocurrió a mí una tarde haciendo la compra mensual en una gran superficie. Solemos hacer una compra grande para todo el mes y aunque merece la pena se hace un poco pesado. Ese día llevábamos ya más de un carro lleno con la compra cuando me empezó a apetecer comer. Fui consciente de que era atraída hacia las estanterías de galletas y bollería y traté de aguantar las crecientes ganas de picar algo. No sé cómo en un momento dado se me ocurrió sacar el botellín que siempre llevo en el bolso y bebí. Mientras bebía me di cuenta de la sed inmensa que tenía. El desgaste de la compra, el calor que hacía en el centro comercial habían hecho que estuviera en estado de deshidratación leve. Lo curioso es que no sentí sed, sino ganas de comer (tampoco le llamaría hambre, era como ansiedad, estrés). Después de beber desapareció el ansia por picar algo dulce y la compra transcurrió sin novedad.

Es normal que si tenemos sed y no bebemos recurramos a la comida, porque nuestro cuerpo, si no le damos lo que necesita, se lo va a procurar de la forma que sea. Todo alimento tiene un porcentaje de agua, con lo que si picas galletas o pan o un bollo o lo que sea, tu cuerpo estará recibiendo lo que en el fondo necesita: agua. Aunque tenga que pagar el precio de recibir también los hidratos, grasas, etc asociados a lo que le hayas dado.

Recordamos que estamos bebiendo un vaso de agua en ayunas por las mañanas nada más levantarnos y otro en las horas centrales del día.

BEBER AGUA
Adquiere el hábito de hidratarte en sólo 9 días

Propuesta:

Hoy vamos a añadir otro vaso más a primera hora de la tarde, en la franja horaria que iría entre la comida y la merienda.

BEBER AGUA
Adquiere el hábito de hidratarte en sólo 9 días

DIA 6: EL AGUA Y LAS EMOCIONES

Si vemos la deshidratación desde un punto de vista emocional los expertos nos dicen que simboliza un maltrato hacia una misma.

Si yo me amo, me acepto, me valoro, voy a darme lo más básico que mi cuerpo necesita: agua. Tenemos grabado en nuestra memoria celular todo nuestro desarrollo filogenético, desde que éramos amebas, hasta los seres multicelulares que somos hoy en día. El alimento básico primigenio era el agua. Nuestros bebés en el vientre viven en ese medio líquido (muy parecido, dicen los expertos al medio que se encuentra en pleno océano) y tragan y se alimentan también a través suyo.

Beber agua es mucho más que saciar la sed. Es darle a nuestro cuerpo el mensaje de que es amado, valorado, querido y de que vamos a darle todo lo que necesita. ¿No lo hacemos con nuestros hijos? ¿Por qué no lo hacemos con nuestro cuerpo?

Cuando retrasas, evitas e incluso te niegas beber agua, piensa cómo actúas con otras necesidades vitales que puedes tener. ¿También las retrasas, evitas o niegas?

Estamos en pleno siglo XXI pero, ¿sigues anclada en los patrones de abnegación y sacrificio de nuestras madres y abuelas del siglo pasado?

Tal vez provienes de una familia en la que las mujeres, perdón, en la que las madres se ponían en último lugar a la hora incluso de satisfacer las necesidades más básicas de los miembros de la familia.

¿Qué es lo que retrasas, evitas o te niegas en tu vida? ¿Tal vez el disfrute, la alegría, los "caprichos"?

Lo considerado "superfluo" por una gran parte de la sociedad también es importante para las personas. Venimos de una cultura en la que lo lúdico es considerado poco importante, banal, para "vagos". Afortunadamente desde hace unos años la bonanza económica ha propiciado que esta manera de pensar fuera cambiando, aceptándose lo agradable de la vida como algo habitual, cotidiano y hasta necesario.

Nuestros primos los animales mamíferos juegan incluso en su vida adulta. El juego es un vehículo importante de comunicación. Somos los humanos quienes reducimos la posibilidad de jugar a los niños, y solamente en los ratos libres que les quedan después de las clases y las actividades extraescolares.

Sin embargo, el juego y todo el mundo lúdico que le rodea es sumamente importante y necesario en la vida de toda persona. El juego es a la vida personal y social lo que es el agua en el cuerpo: el vehículo que hace posible que todas las demás funciones sean posibles. Y no le damos importancia ni al uno ni a la otra.

BEBER AGUA
Adquiere el hábito de hidratarte en sólo 9 días

¿Te permites esta parte de ti? ¿Te machacas a trabajar en casa, en el trabajo, en todas partes sin permitirte un minuto para ti misma? ¿Te niegas la posibilidad de vivir de forma fresca, sincera, alegre, momento a momento, disfrutando de todo tu ser junto a tus seres queridos?

A veces nos autocastigamos más allá de lo pensable por cuentas pendientes que podemos tener con nuestra familia, con la sociedad, con nosotras mismas... Una forma de autocastigastigo es prohibirse jugar. Y otra es hidratarse correctamente.

Es importante que veas esto. Si tienes dificultades a este nivel será necesario que busques la ayuda adecuada que te permita soltar condicionamientos que tal vez vienen de muy atrás en tu infancia y que sin embargo siguen condicionando tu vida en el presente (y la de tus hijos).

El agua es versatilidad, creatividad, ductilidad, dinamismo, alegría... No dejes que todo esto falte en tu día a día, o te estarás perdiendo una parte muy importante de tu vida.

Ámate, hidrátate, y lo demás fluirá solo sin darte cuenta.

Recordamos que estamos bebiendo un vaso de agua en ayunas por las mañanas nada más levantarnos, otro en la horas central del día y otro más a primera hora de la tarde.

Propuesta:

Hoy no vamos a añadir más cantidad de agua. Lo dedicaremos a mantener las rutinas que ya introducidas y a afianzarlas.

BEBER AGUA
Adquiere el hábito de hidratarte en sólo 9 días

DIA 7. CUÁNDO SE PUEDE BEBER AGUA

En las dietas tradicionales nos han explicado que hay que beber agua "entre comidas" en ayunas. Precisamente en ayunas no suele apetecer beber agua, con lo que muchas personas tienen serias dificultades para ingerir la cantidad de líquido correspondiente al día.

Sin embargo, en las comidas, durante la deglución muchas veces nos viene la sensación de necesidad de agua que coartamos (nuestro instinto queda acallado una vez más) porque nos han enseñado que beber agua con la comida "engorda".

Yo vi una vez un documental en el que mientras se veía a un hombre comer y beber a la vez, explicaban mediante unos dibujos animados cómo el agua al mezclarse con las moléculas de agua hacía que éstas creciesen, aumentando las moléculas de grasa y provocando que la comida tomada tuviera mayor capacidad calórica.

Esto en realidad no es así. La molécula de agua mezclada con las moléculas del alimento no hace que la grasa aumente ni nada por el estilo. Simplemente tendrás más agua en el bolo alimenticio.

Como nuestro instinto (el que nos da sed durante la comida) nos dice, es importante y necesario beber agua mientras comemos, porque el bolo alimenticio se hidrata y la digestión se realiza con más facilidad. Será más sencillo digerir un bolo alimenticio bien hidratado que un bolo seco que provoca incluso más trabajo a nuestro organismo porque no ayuda nada a los movimientos peristálticos que lo mueven a lo largo del tracto digestivo. Quienes sufren de estreñimiento saben bien de lo que hablo.

Beber agua con la comida, además, hace que nos sintamos saciados antes. Esto puede ser interesante para no comer cantidades de comida en exceso. Pero también nos puede perjudicar si, al saciarnos antes dejamos de comer, y luego nos entra hambre enseguida de terminar la comida. Habrá que observarse cada una cómo le viene.

Igualmente hay estudios que demuestran que beber agua con la comida puede provocar en algunas personas digestiones pesadas y lentas. Esto en realidad habría que comprobar si es por la ingesta del agua, si es que bebiste una cantidad de líquido demasiado grande (hay que beber con mesura), si sería por el tipo de alimento que se ha consumido o por alguna otra razón. Así que no está de más observarse y ver si sientes más pesada tu digestión después de haber ingerido agua, o si esto depende de lo que comiste (unas veces te pasa y otras no) o de la cantidad de líquido (si bebiste en exceso y eso fue lo que te sentó mal).

Es importante observarse a una misma y comprobar cómo nos sienta lo que estamos haciendo. Porque no hay reglas universales, cada persona es un mundo y lo que le puede sentar bien a una a otra no. Te invito a darte permiso para descubrir qué es lo que te sienta bien a ti. Haz pruebas, dedícate unos momentos a chequearte cómo te sientes, y toma decisiones en consecuencia.

Recordamos: Estamos bebiendo tres vasos de agua: al levantarnos, en la hora central del día, a primera hora de la tarde.

Propuesta:

Comienza a beber agua durante las comidas si es que no lo hacías. No te voy a proponer una cantidad, sino que seas tú misma quien decida cuánto beber. Obsérvate: qué cantidad bebes, si es suficiente, si te quedas con ganas, si beberías más o menos. Junto a los tres vasos de agua que ya hemos incorporado, trata de contar cuánto bebes durante las comidas y añádelo a tu cómputo diario.

BEBER AGUA
Adquiere el hábito de hidratarte en sólo 9 días

DIA 8. PERO ENTONCES, ¿CUÁNTO HAY QUE BEBER?

Se recomienda beber entre 2 y 3 litros de líquido al día. Si hablamos de los 8 vasos de agua al día que se suelen recomendar, si los vasos son de 250 ml ya tendríamos los 2 litros completos. Tú tienes que ver cuál es tu necesidad. Al principio te será más complicado porque tienes que revertir el estado de deshidratación en el que se encuentra tu cuerpo y al que ya se ha acostumbrado. Hasta que recuperes la sensación de sed. Si incluyes parte de esos vasos durante la comida te será más sencillo cumplir tu meta diaria. Ten en cuenta que el día que comas sopa o alimentos con más cantidad de líquido necesitarás menos que el día que comas alimentos con menos proporción de agua.

Si te propones de inicio beber 4 vasos de agua al día (de 250ml) será aún insuficiente, pero al menos será un avance respecto a lo que bebes actualmente (si es que tu ingesta de líquidos es insuficiente). Puedes beber un vaso al levantarte, otro con la comida, otro con la cena y otro en cualquier otro momento que tú quieras.

El vaso de agua que bebemos nada más levantarnos es el más importante del día.

Durante la noche pasamos muchas horas sin ingerir líquidos. Si es verano o tenemos cierta temperatura en la habitación, tal vez sudamos (con lo que perdemos líquido) y nuestro metabolismo ha trabajado duramente durante las horas de sueño. Con esto será muy importante rehidratarnos nada más levantarnos, nuestro sistema cuerpo-mente-espíritu nos lo agradecerá, y será la mejor manera de comenzar el día.

Este primer vaso es crucial, porque no sólo nos hidrata sino que emocionalmente es una manera de dejar atrás el día anterior, es un ritual de inicio de cara a un nuevo día repleto de vivencias y vida.

BEBER AGUA
Adquiere el hábito de hidratarte en sólo 9 días

Nos acercamos al final de este curso monográfico sobre el agua. En el siguiente capítulo te espera una pequeña sorpresa que espero que te guste mucho.

Recordamos: Estamos bebiendo tres vasos de agua: al levantarnos, en la hora central del día, a primera hora de la tarde. Más lo que bebamos durante las comidas.

Propuesta:

Quedaría por incorporar un último vaso de agua a final de la tarde o a final del día. Hay quien no le gusta beber a últimas horas del día para luego no tener que preocuparse en toda la noche por levantarse a vaciar la vejiga. Pero es importante que dejemos nuestro cuerpo con una buena reserva de líquido para pasar todas las horas hasta volver a beber en la mañana siguiente. Con éste tendríamos cuatro momentos del día fijos para beber, más todo lo que se beba en las comidas.

Recordamos que hablamos tanto de agua, tanto como de otro tipo de bebidas: infusiones, tés, café, leche, caldo, bebidas carbonatadas (refrescos, que tendrán que ser bajos en calorías si no queremos consumir con ellos grandes cantidades de azúcar, contraproducente en cualquier dieta), zumos de fruta, de verdura, etc.

DIA 9. RITUAL DE LA MAÑANA

No sé si conoces los trabajos de Masaru Emoto sobre el agua (4). Basándome en parte en ello, te voy a proponer un ritual que cambiará el color de tus mañanas y te dará una nueva perspectiva respecto a esta rutina matinal que te propuse al comienzo de este curso.

RITUAL DE LA MAÑANA

Llena tu vaso con agua. Puedes tener un vaso especial para realizar este ritual. Cógelo con una mano abarcándolo con tus dedos y tápalo con la otra. Cierra los ojos y siente la luz del sol que entra por tu ventana y te riega el rostro (si no tienes ventana o no hace sol, echa a volar tu imaginación).

Piensa en palabras que definan tu fuerza y tu plenitud. Palabras positivas llenas de magia que sean tu bandera a lo largo del día. Puedes tomar también una afirmación que te guste. Imagina las palabras o la afirmación y dilas en voz alta. Imagina que su energía baja desde tu cabeza y se concentra en tu boca. Imagina que sigue bajando por tu cuello, tus brazos, tus manos hasta depositarse en el agua contenida en el vaso. Imagina cómo la composición última del agua cambia con las palabras o la afirmación que le has enviado. Imagina cómo la luz de la mañana llena el líquido potenciando aún más los efectos de tus pensamientos y tu intención.

Eleva el vaso hasta tus labios y comienza a beber el agua lentamente, a sorbos pequeños. En lugar de tragar inmediatamente retén el agua en tu boca, déjala descansar en el resquicio debajo de tu lengua. Aquí hay unas células que se encargan de llevar el mensaje de lo que tomas directamente a tu cerebro (igual que ocurre con las flores de bach, con la homeopatía, los oligoelementos...). Reténla por unos momentos y trágala. Toma otro sorbo y mientras repites el proceso piensa e imagina las muchas mujeres que han leído y puesto en práctica este pequeño manual que a lo largo de sus mañanas repiten este mismo gesto pensando en todas nosotras. Esto es más que un gesto de beber agua, es un ritual entre mujeres, que da fuerza a tu día, a tu vida, a tus proyectos. Aprovecha la fuerza que emana de este momento para nutrirte de ella y poner el acento en tu objetivo de hoy, en tu dieta, en tu trabajo, en tu relación con tu familia. Sigue bebiendo hasta que termines el agua, o hasta que no te apetezca más.

Si te sobra, riega con ella tus plantas que se beneficiarán también del ritual y de tus pensamientos e intenciones. Si no tienes plantas, utilízala para lo que quieras. Incluso si la echases por la fregadera, cumplirá con su ciclo del agua. También tu plegaria viajará con ella a través de las tuberías, de los desagües, hasta el río, hasta el mar... Pon mucha atención en tus pensamientos e intenciones, porque el agua tarde o temprano cumplirá su ciclo de la vida impregnando con ellos todo el planeta.

BEBER AGUA
Adquiere el hábito de hidratarte en sólo 9 días

Éste que te propongo es tu ritual de la mañana, pero puedes realizarlo en cualquier momento del día. Poner tu plegaria en el agua, beberla, sentir la unión con el resto de mujeres y participar activamente en la sanación del planeta.

Ahora, cada vaso de agua que bebas será un pequeño acto sagrado, un ritual que dará color y sabor a tu vida y a la de tu familia. Un pequeño gesto que te conectará con todas las demás mujeres que a una u otra hora del día se detendrán por un momento para dar gracias y contemplar la magia de un simple vaso de agua.

Muchas gracias por tu tiempo y dedicación:

Mónica Álvarez

Terminado en Irún, 14 de marzo de 2014

BEBER AGUA
Adquiere el hábito de hidratarte en sólo 9 días

INDICE DE NOTAS

(1)
http://es.wikipedia.org/wiki/Agua#Distribuci.C3.B3n_a
ctual_del_agua_en_la_Tierra

(2)
http://www.aguaalpina.com/Paginas/wrbod.html

(3)
http://es.wikipedia.org/wiki/Trastorno_hidroelectrolíti
co

(4)   http://es.wikipedia.org/wiki/Masaru_Emoto   y
http://www.masaru-emoto.net/

BEBER AGUA
Adquiere el hábito de hidratarte en sólo 9 días

AGRADECIMIENTOS

A **mis mujeres de Tu Coaching Nutricional** que me inspiran todos los días a buscar e investigar en los diferentes aspectos de la nutrición.

Gracias sinceramente a Chivi, Sonia, Gema, Pilar y Pilar, por vuestros **testimonios sinceros,** certeros y tan positivos hacia mi trabajo.

Este proyecto no habría sido posible sin el apoyo y el empuje de mi coach Azucena Caballero. Eres mi mentora y mi modelo a seguir. ¡Gracias por brillar por delante del camino!

Mención especial para **mi marido Santi** y para **mis hijos** que son mi apoyo y mi motor constante día y noche.

No puedo dejar de mencionar aquí a **mi padre, Arturo Álvarez García**, que siempre alentó en mí mi sed de conocimiento. El 14 de marzo de 2013 nos despedimos en esta vida. Un año sin ti es mucho tiempo. Estoy segura de que sigues otorgándome tu apoyo incondicional desde algún lugar luminoso. Gracias maestro.

SOBRE LA AUTORA

Mónica Álvarez Álvarez es psicóloga (nº de Col. 2144), terapeuta de pareja y familia, especialista en duelo perinatal y acompañamiento emocional y terapéutico. Es también socia fundadora de la AEPP (Asociación Española de Psicología Perinatal). También es experta colaboradora en los programas Pedagogía Blanca (http://www.pedagogiablanca.com/), Mujeres empoderadas (http://www.mujeresempoderadas.org/). Asesoras Continuum (http://asesoras-continuum.com/) y Edulacta (http://www.edulacta.com/).

Mónica nació en San Sebastián (Guipúzcoa), Desde niña, quiso comprender el corazón de sus semejantes y todo su proceso personal le encaminó hacia su vocación: la psicología de las emociones.

En un mundo cambiante, estresante, en el que no hay tiempo para la reflexión y el autoconocimiento, Mónica ha convertido su vida y su experiencia profesional en un proceso de crecimiento y curación. En la actualidad vuelca todo su conocimiento vital y profesional en ayudar a otras personas a ser plenos y felices en sus vidas.

Es madre de cinco niños, dos de ellos regresaron tempranamente a la luz.

Mónica Álvarez es autora de los libros "La cuna vacía, el doloroso proceso de perder un embarazo" (La esfera de los libros 2009), **"Las voces olvidadas. Las pérdidas gestacionales tempranas"** (Ob Stare 2012), **"El ombligo de Atenea. Arquetipos, roles sexuales y mujeres del siglo XXI"** (Amazon 2012) y **"¿A dónde van nuestros hijos cuando se nos van tan pronto?"** (Amazon 2013)

Encuentra toda la información sobre sus libros publicados en:

http://LaCunaVacía.com/

http://LasVocesOlvidadas.com/

BEBER AGUA
Adquiere el hábito de hidratarte en sólo 9 días

http://elombligodeatenea.blogspot.com.es/
http://adondevannuestroshijos.blogspot.com.es/

Mujer inquieta y apasionada, tiene numerosos proyectos:

http://TuCoachingNutricional.com/

http://DueloGestacionalyPerinatal.com/

http://HazteExperta.com/

Que pronto podrás encontrás todos reunidos en su página web personal:
http://MonicaAlvarezAlvarez.com/Libros/

BEBER AGUA
Adquiere el hábito de hidratarte en sólo 9 días

BEBER AGUA
Adquiere el hábito de hidratarte en sólo 9 días

Mónica Álvarez Álvarez -
http://TuCoachingNutricional.com/ -
http://HazteExperta.com/
Diseño de portada: Rebeca López Noval

www.ingramcontent.com/pod-product-compliance
Lightning Source LLC
Chambersburg PA
CBHW070401290526
45790CB00004B/1592